Secretos para una Piel Radiante

Mascarillas Faciales Caseras

AL SÁNCHEZ

ISBN: 9798884605312

DEDICATORIA

Para mi hija, mi madre y mi esposo

Este libro es un tributo al amor y cuidado que cada uno de ustedes ha brindado a mi vida. A ti, mi querida hija, por tu luz y vitalidad que iluminan mi mundo cada día. A ti, mi madre, por tu sabiduría y enseñanzas que han guiado mis pasos desde el principio. Y a ti, mi esposo, por ser mi compañero de vida y apoyarme en cada aventura.

En estas páginas, comparto el conocimiento sobre remedios naturales y fitoterapia como una forma de honrar nuestra conexión con la tierra y fortalecer nuestro bienestar compartido. Que este libro sea una herramienta para cuidar de nuestra salud y nutrir nuestros lazos familiares aún más. Con amor y gratitud infinitos, este libro está dedicado a ustedes, mis pilares de fortaleza y amor.

Con todo mi cariño,

Al Sánchez

SECRETOS PARA UNA PIEL RADIANTE: MASCARILLAS FACIALES CASERAS

AGRADECIMIENTOS

A mi familia, por su amor incondicional, apoyo constante y presencia en mi vida. Cada día me siento bendecida por tenerlos a mi lado.

A Dios, por cada momento compartido juntos, por cada sonrisa, por cada abrazo, y por cada desafío que hemos superado unidos. Su amor y fortaleza son mi inspiración y mi mayor motivación.

Que nuestras vidas sigan siendo guiadas por la luz divina, y que continuemos compartiendo amor, alegría y gratitud en cada paso del camino.

A los sitios digitales www.unsplash.com y www.canva.com por sus galerías de imágenes libres de derechos de autor que utilizo en mis libros.

Con amor y bendiciones,

Al Sánchez

SECRETOS PARA UNA PIEL RADIANTE: MASCARILLAS FACIALES CASERAS

CONTENIDO

INTRODUCCIÓN

En el frenesí de la vida moderna, a menudo descuidamos lo más básico y esencial: el cuidado de nuestra piel.

Con el bombardeo constante de productos químicos y artificiales, es fácil olvidar los tesoros que la naturaleza tiene para ofrecernos en términos de belleza y bienestar.

Sin embargo, cada vez más personas están redescubriendo los beneficios de volver a lo natural, especialmente cuando se trata del cuidado de la piel.

Las mascarillas faciales naturales son un tesoro oculto en el mundo del cuidado de la piel. Hechas con ingredientes simples y fácilmente disponibles, estas mascarillas ofrecen una forma efectiva y suave de nutrir, hidratar y rejuvenecer la piel.

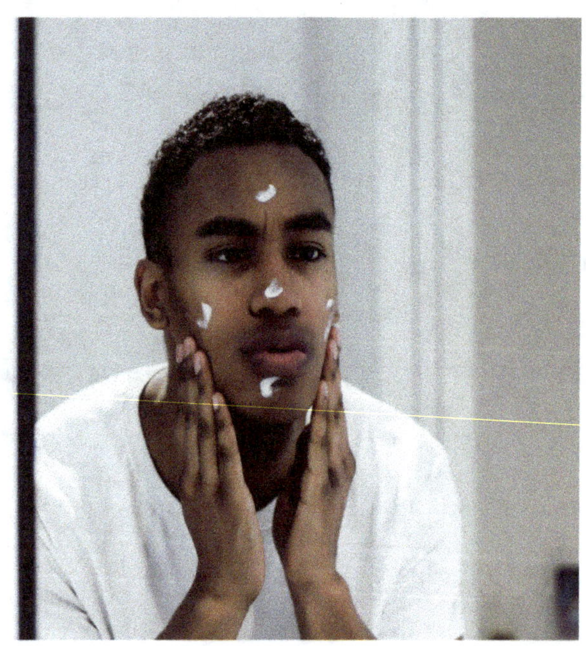

Desde el poder restaurador de la miel hasta la frescura revitalizante del pepino, los ingredientes naturales tienen el potencial de transformar nuestra rutina de cuidado de la piel de manera significativa.

En este libro, exploraremos el maravilloso mundo de las mascarillas faciales caseras con productos naturales.

Descubriremos los beneficios de optar por lo natural, aprenderemos sobre una variedad de ingredientes naturales y sus propiedades para la piel, y nos sumergiremos en recetas simples y efectivas que puedes preparar en la comodidad de tu hogar.

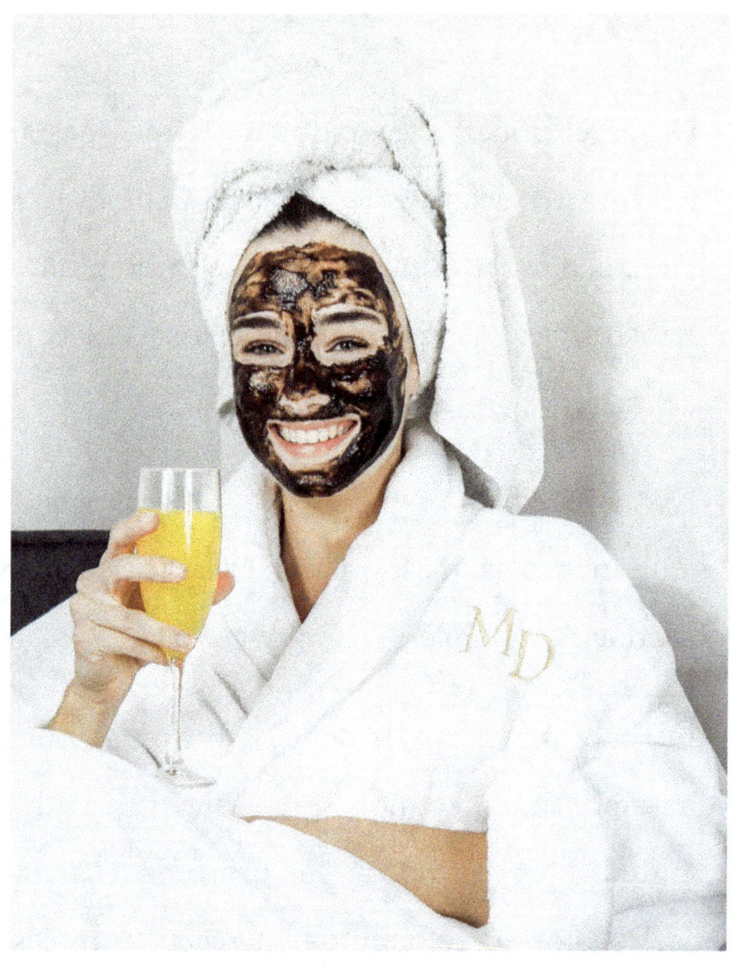

¡Prepárate para embarcarte en un viaje hacia una piel más radiante, saludable y feliz con la ayuda de la madre naturalez

CAPÍTULO 1: BENEFICIOS DE LAS MASCARILLAS FACIALES NATURALES

En este capítulo, profundizaremos en los numerosos beneficios que ofrecen las mascarillas faciales naturales en comparación con sus contrapartes comerciales.

Explicaremos por qué cada vez más personas están optando por lo natural en su rutina de cuidado de la piel y cómo estas mascarillas pueden marcar la diferencia en la salud y apariencia de tu piel.

Suavidad y Nutrición Natural:

Las mascarillas faciales naturales están repletas de ingredientes naturales ricos en vitaminas, minerales y antioxidantes que nutren profundamente la piel. Estos nutrientes ayudan a mantener la piel suave, flexible y radiante, promoviendo una apariencia juvenil y saludable a largo plazo.

Libre de Químicos Agresivos:

A diferencia de muchas mascarillas comerciales que contienen ingredientes químicos agresivos como parabenos, sulfatos y fragancias artificiales, las mascarillas faciales naturales están libres de estos componentes nocivos.

Esto significa que son más suaves y menos propensas a causar irritación, alergias o daño a la piel, lo que las convierte en una opción segura y suave para todo tipo de piel.

Personalización y Control:

Una de las mayores ventajas de las mascarillas faciales naturales es la capacidad de personalizarlas según las necesidades específicas de tu piel.

Con una amplia gama de ingredientes naturales disponibles, puedes adaptar fácilmente las recetas para abordar problemas como la sequedad, la grasa, la sensibilidad o el acné, brindando a tu piel el cuidado personalizado que se merece.

Sostenibilidad y Respeto por el Medio Ambiente:

Al utilizar ingredientes naturales y biodegradables en lugar de productos químicos sintéticos, las mascarillas faciales naturales son una opción respetuosa con el medio ambiente.

Reduces tu huella ecológica y contribuyes a la preservación del planeta mientras cuidas tu piel.

Conexión con la Naturaleza:

Usar mascarillas faciales naturales no solo beneficia a tu piel, sino que también te conecta con la belleza y la abundancia de la naturaleza.

Experimentar con ingredientes naturales te brinda la oportunidad de apreciar los regalos que la tierra tiene para ofrecer y fomenta un sentido de armonía y conexión con el mundo natural que te rodea.

Las mascarillas faciales naturales ofrecen una alternativa saludable, segura y efectiva a los productos comerciales cargados de químicos.

Desde nutrir y rejuvenecer la piel hasta promover la sostenibilidad y la conexión con la naturaleza, estas mascarillas son una verdadera joya en el mundo del cuidado de la piel.

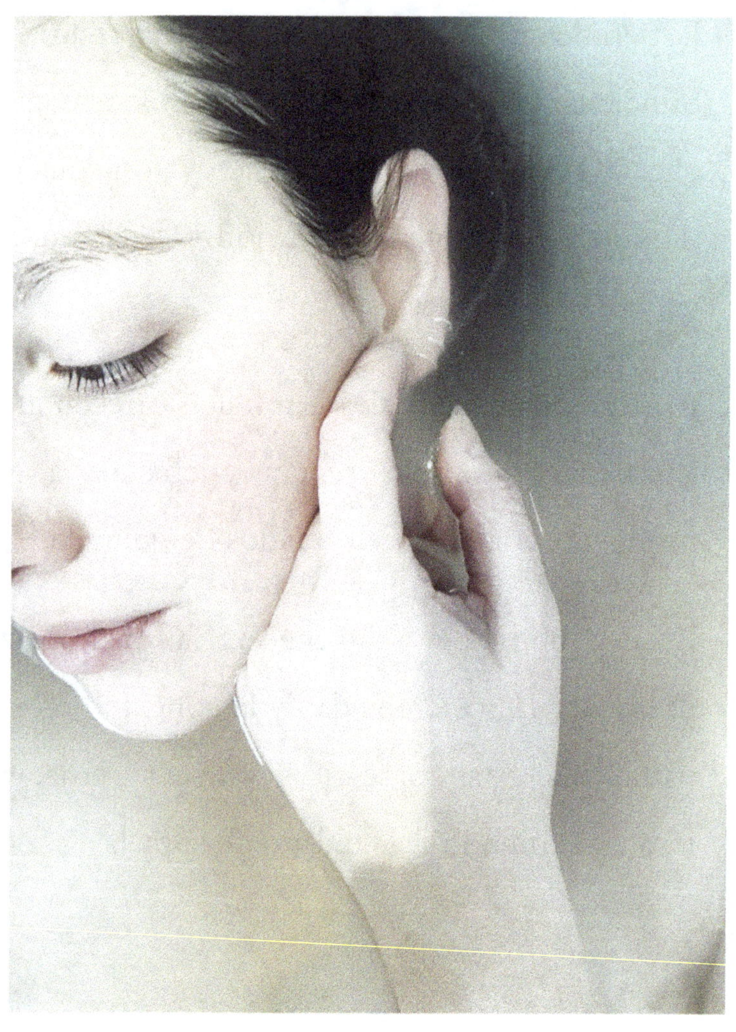

CAPÍTULO 2: INGREDIENTES NATURALES PARA MASCARILLAS FACIALES

En este capítulo, estaremos hablando sobre una variedad de ingredientes naturales comunes que son utilizados en mascarillas faciales caseras y sus respectivos beneficios para la piel.

Desde ingredientes básicos que se encuentran en cualquier cocina hasta extractos de plantas exóticas, cada uno ofrece propiedades únicas que pueden ayudar a mejorar la salud y apariencia de tu piel de manera natural.

Miel:

La miel es conocida por sus múltiples beneficios para la piel. Algunos de estos beneficios incluyen:

Propiedades humectantes: La miel es un excelente humectante natural, lo que significa que ayuda a retener la humedad en la piel, manteniéndola suave e hidratada.

Propiedades antibacterianas y antiinflamatorias: La miel contiene compuestos que tienen propiedades antibacterianas y antiinflamatorias, lo que puede ayudar a combatir el acné y reducir la inflamación en la piel.

Propiedades antioxidantes: La miel contiene antioxidantes que ayudan a proteger la piel del daño causado por los radicales libres, lo que puede ayudar a prevenir el envejecimiento prematuro y mantener la piel con un aspecto saludable y radiante.

Promueve la cicatrización de heridas: La miel tiene propiedades cicatrizantes, lo que significa que puede ayudar a acelerar el proceso de cicatrización de heridas menores y quemaduras.

Suaviza la piel áspera y agrietada: Gracias a sus propiedades humectantes y nutritivas, la miel puede ayudar a suavizar la piel áspera y agrietada, dejándola con un aspecto más suave y saludable.

Tratamiento para problemas de la piel como eczema y psoriasis: Algunas personas encuentran alivio en el uso tópico de miel para tratar condiciones de la piel como el eczema y la psoriasis, debido a sus propiedades antiinflamatorias y su capacidad para ayudar a retener la humedad en la piel.

Es importante tener en cuenta que, si bien la miel puede ser beneficiosa para la piel, no todas las personas reaccionan de la misma manera a los productos naturales.

Aguacate:

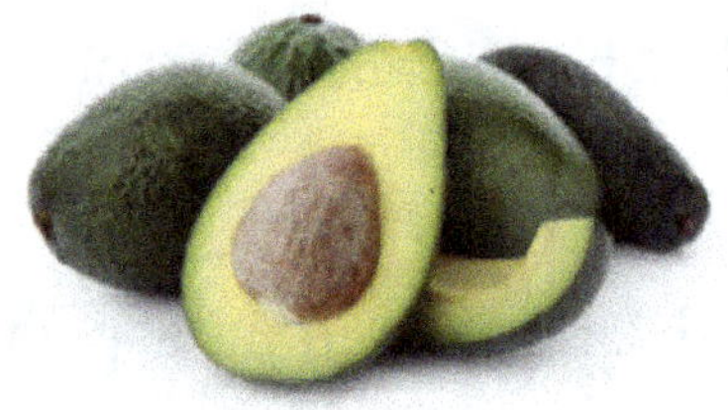

El aguacate es otro ingrediente natural que tiene una variedad de beneficios para la piel debido a su contenido de nutrientes y grasas saludables. Algunos de los beneficios para la piel del aguacate incluyen:

Hidratación profunda: El aguacate es rico en ácidos grasos omega-3 y omega-6, así como en vitamina E, que ayudan a hidratar y nutrir la piel desde adentro hacia afuera. Esto puede ser especialmente beneficioso para personas con piel seca.

Propiedades antioxidantes: La vitamina E y otros antioxidantes presentes en el aguacate ayudan a proteger la piel del daño causado por los radicales libres, lo que puede ayudar a prevenir el envejecimiento prematuro y a mantener la piel con un aspecto saludable y radiante.

Promueve la producción de colágeno: El aguacate contiene vitamina C y vitamina E, que son importantes para la producción de colágeno en la piel. El colágeno es una proteína que ayuda a mantener la elasticidad y la firmeza de la piel, lo que puede ayudar a reducir la aparición de arrugas y líneas finas.

Alivia la inflamación: Los compuestos antiinflamatorios presentes en el aguacate pueden ayudar a reducir la inflamación en la piel, lo que puede ser beneficioso para personas con afecciones inflamatorias como el acné, el eczema y la psoriasis.

Suaviza la piel: La aplicación tópica de aguacate puede ayudar a suavizar la piel áspera y agrietada, dejándola con un aspecto más suave y flexible.

Protección solar: Si bien no reemplaza el protector solar, algunos estudios sugieren que los antioxidantes presentes en el aguacate pueden ayudar a proteger la piel del daño causado por los rayos UV del sol.

Tratamiento de quemaduras solares y cicatrices: El aguacate puede ayudar a aliviar las quemaduras solares y a reducir la apariencia de cicatrices debido a su capacidad para hidratar y promover la regeneración celular.

Ya sea que lo uses en forma de mascarilla facial, crema hidratante o incluso consumiéndolo en tu dieta, el aguacate puede ser una excelente adición a tu rutina de cuidado de la piel.

Aloe Vera:

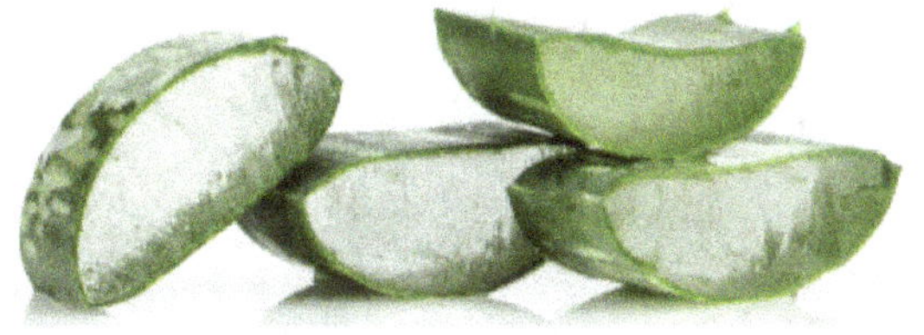

El aloe vera es un ingrediente natural muy conocido por sus numerosos beneficios para la piel. Aquí hay algunos de los beneficios más destacados del aloe vera para la piel:

Hidratación intensiva: El gel de aloe vera es rico en agua, lo que lo convierte en un excelente hidratante natural. Se absorbe fácilmente en la piel, proporcionando una hidratación profunda y duradera.

Propiedades antiinflamatorias: El aloe vera contiene compuestos antiinflamatorios que pueden ayudar a calmar la piel irritada, reducir la inflamación y aliviar el enrojecimiento causado por quemaduras solares, picaduras de insectos, erupciones cutáneas y otros problemas de la piel.

Cicatrización de heridas: El aloe vera tiene

propiedades cicatrizantes y regenerativas que pueden ayudar a acelerar el proceso de curación de heridas menores, cortes y quemaduras. También puede reducir la apariencia de cicatrices.

Alivio del acné: Gracias a sus propiedades antiinflamatorias y antimicrobianas, el aloe vera puede ser beneficioso para personas con acné. Puede ayudar a reducir la inflamación y el enrojecimiento asociados con el acné, así como a combatir las bacterias que causan brotes.

Antioxidante: El aloe vera contiene antioxidantes, como las vitaminas A, C y E, que ayudan a proteger la piel del daño causado por los radicales libres y el estrés oxidativo. Esto puede ayudar a prevenir el envejecimiento prematuro de la piel y a mantenerla con un aspecto joven y saludable.

Calma la piel después del afeitado: El gel de aloe vera es suave y calmante, por lo que es ideal para usar después del afeitado para reducir la irritación y el enrojecimiento, y para hidratar la piel.

Tratamiento para quemaduras solares: El aloe vera es conocido por su capacidad para aliviar el dolor y la inflamación causados por las quemaduras solares. Su naturaleza refrescante y calmante puede proporcionar alivio inmediato y ayudar en el proceso de curación.

El aloe vera es un ingrediente versátil que puede beneficiar a una amplia gama de tipos de piel y problemas cutáneos. Puedes encontrar productos de cuidado de la piel que contienen aloe vera, o incluso puedes cultivar tu propia planta de aloe vera y usar el gel fresco directamente de las hojas.

Arcilla:

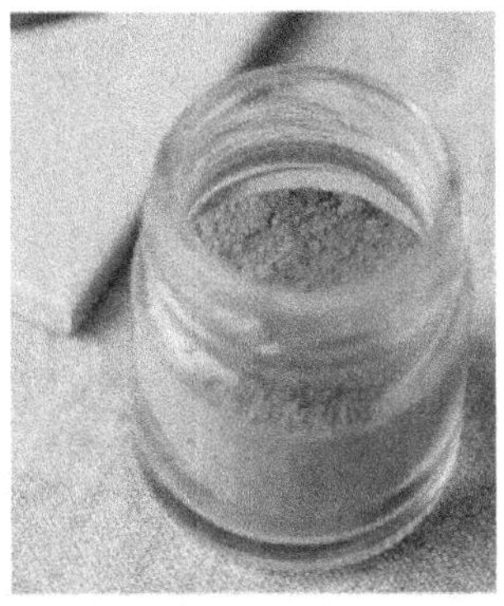

La arcilla es otro ingrediente natural popular en el cuidado de la piel que ofrece una serie de beneficios. Aquí tienes algunos de los beneficios más comunes de la arcilla para la piel:

Absorción del exceso de aceite: La arcilla tiene la capacidad de absorber el exceso de aceite y las impurezas de la piel, lo que la hace especialmente útil para personas con piel grasa o propensa al acné. Ayuda a desintoxicar los poros, eliminando el exceso de sebo y las toxinas que pueden obstruirlos.

Limpieza profunda: La arcilla tiene propiedades purificantes y desintoxicantes que ayudan a limpiar la piel en profundidad, eliminando la suciedad, las bacterias y otras impurezas. Esto puede ayudar a prevenir brotes de acné y a mantener la piel limpia y clara.

Exfoliación suave: Algunos tipos de arcilla tienen partículas finas que actúan como agentes exfoliantes suaves, eliminando las células muertas de la piel y dejando la piel más suave y radiante.

Calma la piel irritada: La arcilla tiene propiedades antiinflamatorias y calmantes que pueden ayudar a reducir la inflamación y la irritación en la piel. Es especialmente beneficioso para personas con piel sensible o propensa a la irritación.

Mejora la circulación sanguínea: Al aplicar arcilla en la piel, se puede estimular la circulación sanguínea, lo que puede ayudar a mejorar la salud y el aspecto general de la piel.

Reduce la apariencia de poros: La acción de limpieza profunda de la arcilla puede ayudar a reducir la apariencia de los poros dilatados al eliminar la acumulación de suciedad y aceite que puede hacer que los poros parezcan más grandes.

Promueve la regeneración celular: Algunos minerales presentes en la arcilla, como el silicio, pueden ayudar a promover la regeneración celular y a mejorar la elasticidad de la piel.

La arcilla es un ingrediente versátil que se puede encontrar en una variedad de tipos, como arcilla verde, arcilla blanca, arcilla rosa, etc., cada una con sus propias propiedades y beneficios específicos. Puedes usarla en forma de mascarilla facial, exfoliante o incluso en baños de arcilla para obtener sus beneficios para la piel. Sin embargo, es importante elegir la arcilla adecuada para tu tipo de piel y seguir las instrucciones de uso para obtener los mejores resultados. Si tienes alguna duda sobre qué tipo de arcilla es mejor para ti, consulta con un dermatólogo.

Yogurt:

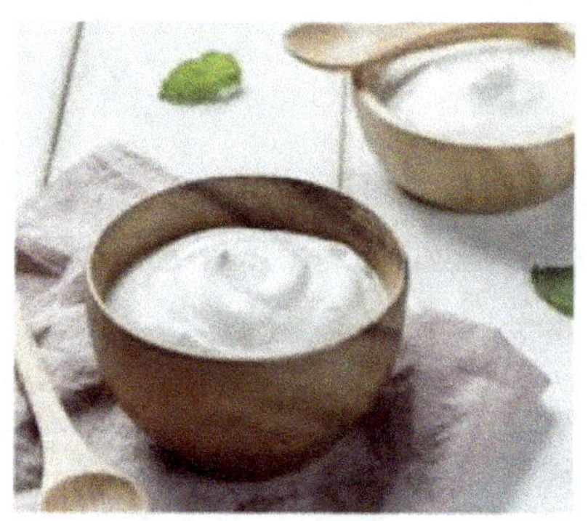

El yogurt es conocido por tener varios beneficios para la piel debido a sus propiedades nutritivas y sus componentes naturales. Algunos de estos beneficios incluyen:

Hidratación: El yogurt es rico en ácido láctico, que ayuda a hidratar la piel al eliminar las células muertas y promover la retención de humedad.

Exfoliación suave: El ácido láctico presente en el yogurt también actúa como un exfoliante suave, ayudando a eliminar las células muertas de la piel y revelando una piel más suave y fresca.

Tratamiento del acné: El yogurt contiene propiedades antimicrobianas que pueden ayudar a combatir las bacterias responsables del acné, reduciendo así la inflamación y el enrojecimiento.

Alivio de quemaduras solares: La aplicación tópica de yogurt frío puede ayudar a aliviar el enrojecimiento y la sensación de ardor asociados con las quemaduras solares, gracias a sus propiedades calmantes y refrescantes.

Aclarado de la piel: El ácido láctico presente en el yogurt puede ayudar a aclarar la piel y reducir la apariencia de manchas oscuras o hiperpigmentación, dejando la piel con un tono más uniforme y radiante.

Reducción de la inflamación: El yogurt contiene compuestos antiinflamatorios que pueden ayudar a reducir la inflamación de la piel, lo que es beneficioso para condiciones como la dermatitis y la rosácea.

Equilibrio del pH: El yogurt tiene un pH ligeramente ácido, que se asemeja al pH natural de la piel. Al aplicarlo tópicamente, puede ayudar a restaurar el equilibrio del pH de la piel, lo que la mantiene saludable y protegida contra irritaciones.

Tratamiento de la piel seca: La combinación de ácido láctico y lípidos naturales en el yogurt puede ayudar a nutrir y suavizar la piel seca, proporcionando alivio y restaurando su elasticidad.

Para aprovechar al máximo los beneficios del yogurt para la piel, puedes aplicarlo directamente sobre la piel como una mascarilla facial o corporal, o incorporarlo en tus rutinas de cuidado de la piel mediante productos cosméticos que lo contengan

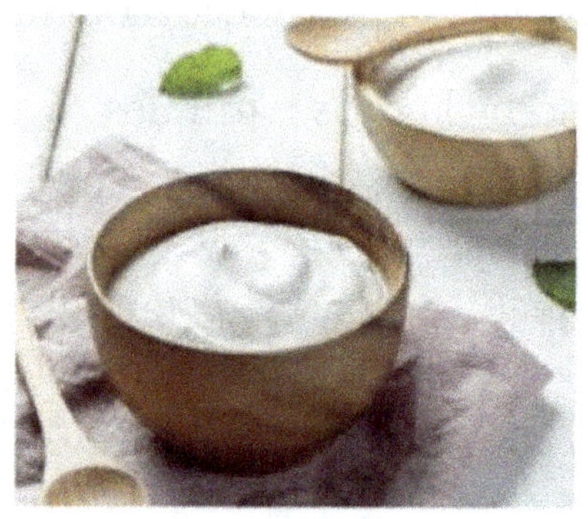

Estos son solo algunos ejemplos de ingredientes naturales que puedes utilizar en tus mascarillas faciales caseras.

En los siguientes capítulos, hablaremos sobre algunas recetas específicas que incorporan estos ingredientes y muchos más, para que puedas disfrutar de los beneficios del cuidado de la piel natural en la comodidad de tu hogar.

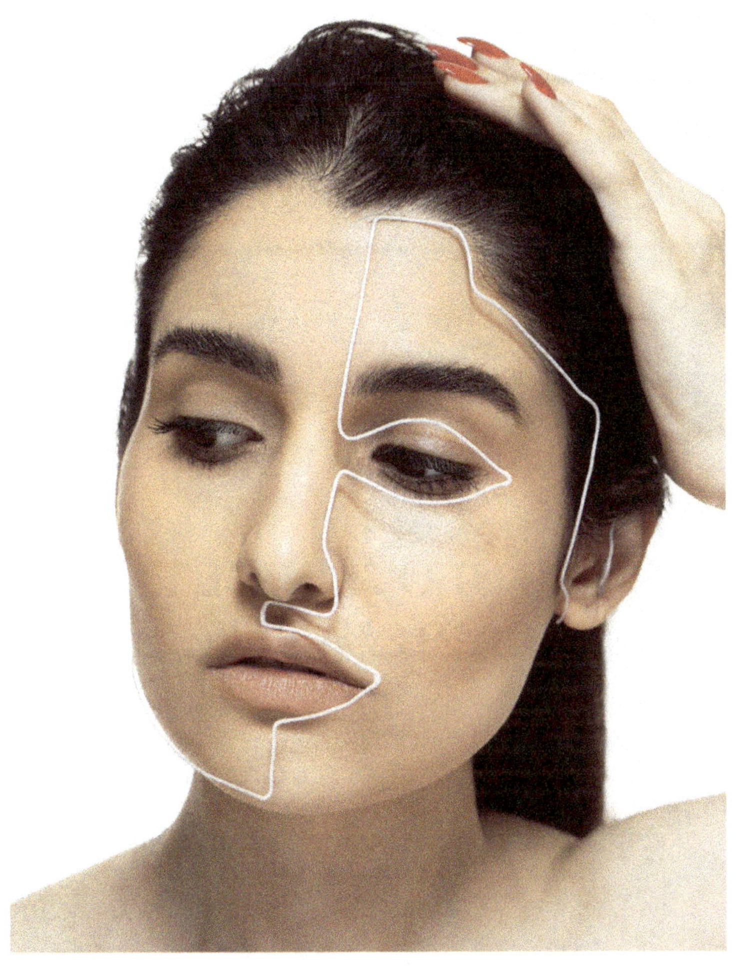

CAPÍTULO 3: RECETAS DE MASCARILLAS FACIALES

En este capítulo, te presentaré una variedad de recetas detalladas para crear tus propias mascarillas faciales caseras utilizando ingredientes naturales.

Estas recetas están diseñadas para abordar diferentes necesidades de la piel, desde la hidratación y la limpieza hasta el tratamiento del acné y la revitalización.

Experimenta con estas recetas y encuentra la combinación perfecta para tu tipo de piel y tus preocupaciones específicas.

Mascarilla Hidratante de Miel y Aguacate:

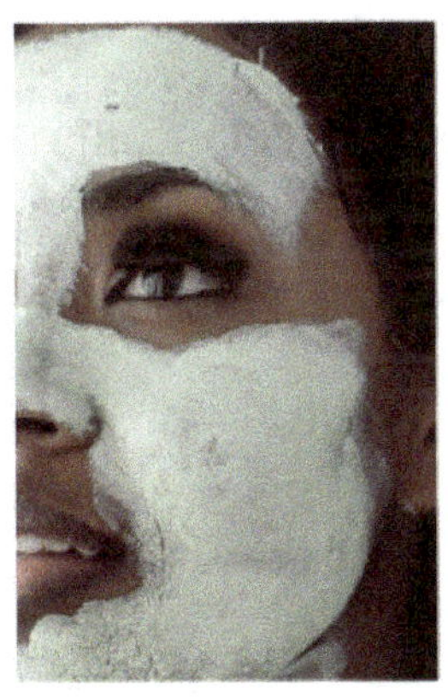

Ingredientes:

- 1/4 de aguacate maduro

- 1 cucharada de miel cruda
- 1 cucharadita de aceite de coco (opcional)

Instrucciones:

Tritura el aguacate en un tazón hasta obtener una pasta suave.

Agrega la miel y el aceite de coco (si lo deseas) y mezcla bien.

Aplica la mascarilla sobre la piel limpia y deja actuar durante 15-20 minutos.

Enjuaga con agua tibia y seca suavemente la piel con una toalla.

Mascarilla Purificante de Arcilla y Té Verde:

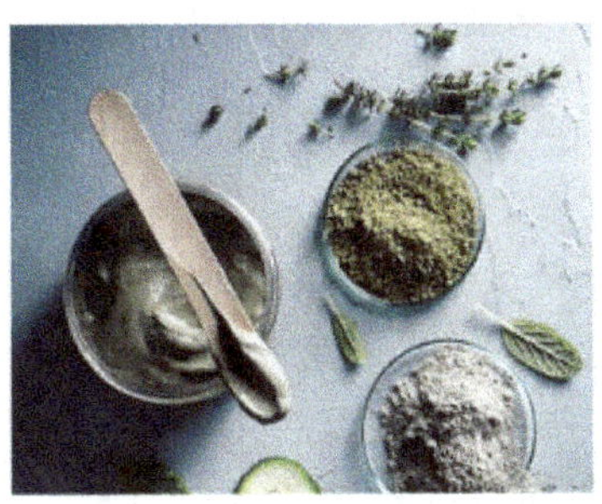

Ingredientes:

- 2 cucharadas de arcilla bentonita

- 1 cucharada de té verde (preparado y enfriado)

- 1 cucharadita de miel cruda

Instrucciones:

Mezcla la arcilla bentonita y el té verde en un tazón hasta obtener una pasta suave.

Agrega la miel y mezcla bien.

Aplica la mascarilla sobre la piel limpia y deja actuar durante 10-15 minutos.

Enjuaga con agua tibia y seca suavemente la piel con una toalla.

Mascarilla Exfoliante de Yogurt y Fresas:

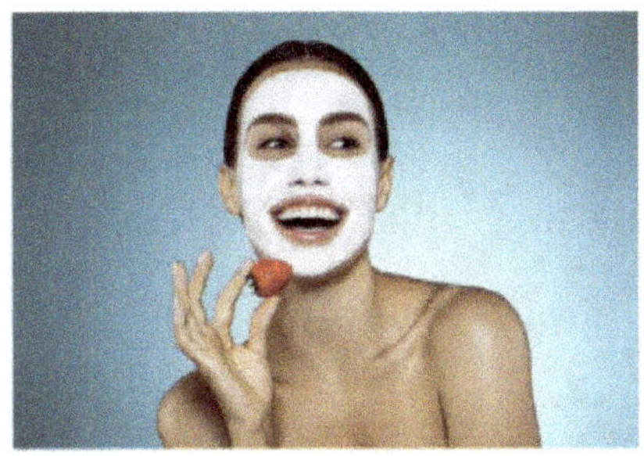

Ingredientes:

- 3 fresas maduras

- 2 cucharadas de yogur natural

- 1 cucharadita de miel cruda

Instrucciones:

Tritura las fresas en un tazón hasta obtener una pulpa suave.

Agrega el yogur y la miel, y mezcla bien.

Aplica la mascarilla sobre la piel limpia y deja actuar durante 10-15 minutos.

Masajea suavemente la mascarilla sobre la piel en movimientos circulares antes de enjuagar con agua tibia.

Mascarilla de Aloe Vera o Sábila y Miel para tratar el Acné:

La mascarilla de aloe vera y miel es un tratamiento que ofrece muy buenos resultados en casos de acné, pues consigue regular el pH de la piel y los componentes antioxidantes y antibacterianos de ambos ingredientes son ideales para prevenir la formación de nuevos granos y para combatir las impurezas ya existentes.

Además, consigue reducir la grasa de la piel sin deshidratarla ni resecarla.

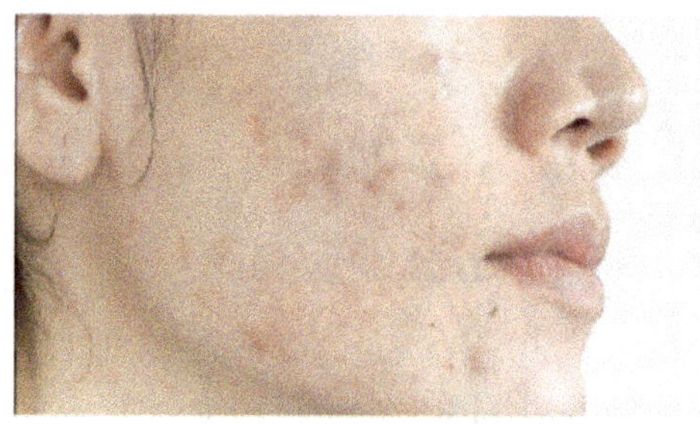

Ingredientes:

- 1/2 taza de gel de aloe vera
- 2 cucharadas de miel

Instrucciones:

Para hacer esta mascarilla de aloe vera anti acné, mezcla el gel de sábila con la miel.

Limpia la piel del rostro para retirar cualquier residuo o resto de maquillaje.

Aplica la mezcla sobre las zonas del rostro más afectadas con ayuda de una brocha.

Deja actuar durante unos 30 minutos.

Pasado ese tiempo, retira con agua tibia o fría.

Repite el tratamiento cada 2 días.

Mascarilla de Yogur y Miel para aclarar el tono facial:

Si tu piel es sensible o sufre de eczema, ¡intenta esta mascarilla aclarante con cualidades calmantes!

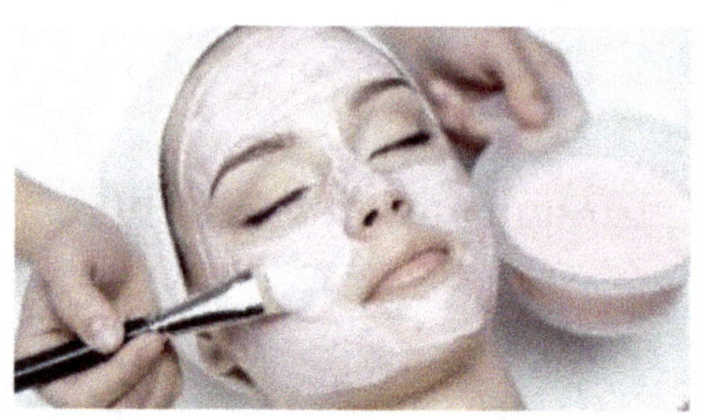

Ingredientes:

- 1/2 taza de yogur natural
- 1/2 taza de miel

Instrucciones:

Combina los ingredientes, y una vez que obtengas una pasta homogénea, distribuye en todo el rostro y cuello.

Después de 15 minutos, enjuaga como de costumbre y aplica una esencia para calmar la piel recién exfoliada.

Mascarilla de Arcilla blanca (para todo tipo de piel):

La arcilla es conocida por ser considerada una sustancia cargada de minerales y muy favorable para la piel. Consigue reavivar el color, mejorar la textura y el brillo de la piel.

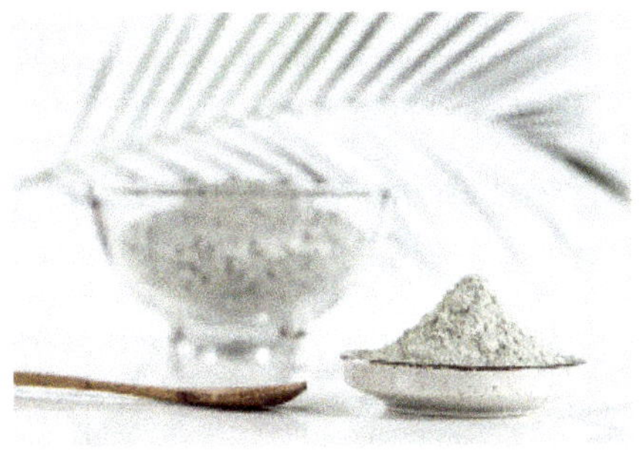

Ingredientes:

- 1/2 taza de arcilla blanca
- 1 cucharadita de aceite de coco

○ Agua de rosas

Instrucciones:

Mezcla los ingredientes en un bol obteniendo una pasta de consistencia cremosa.

La aplicaremos en el rostro y la dejaremos actuar durante 30 a 40 minutos y luego la retiraremos con agua fría.

Mascarilla limpiadora de Miel y Limón:

El limón contiene ácido alfa hidróxido, un ácido natural que funciona como un excelente exfoliante y ayuda a eliminar las células muertas de la piel, mientras que la miel es un antioxidante natural y un gran antibacteriano ¡deja la piel fresca, limpia e hidratada!

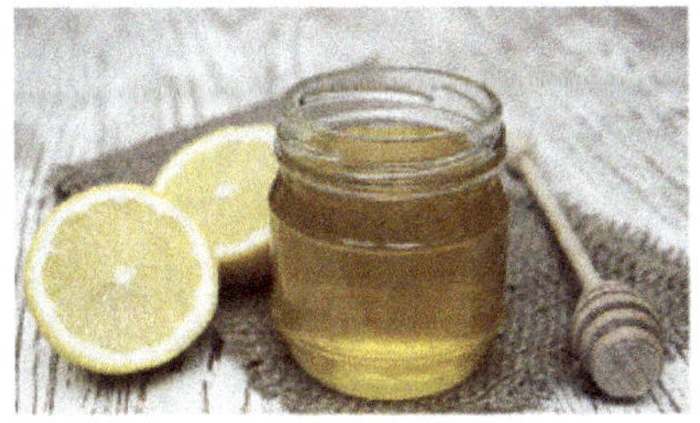

Ingredientes:

- ○ 1/2 limón
- ○ 1 cucharada de miel

Instrucciones:

Mezcla los ingredientes y aplica la mezcla por todo el rostro, evitando el área de los ojos, sólo en las noches para evitar la exposición a la luz solar.

Deja que la piel absorba la mascarilla durante 15 minutos.

Luego lávate con agua tibia y termina con un poco de agua fría para cerrar los poros.

Mascarilla de Aloe Vera y Limón para tratar manchas:

Combinar Aloe Vera o Sábila con limón es una de las mejores opciones para deshacerse de las marcas del rostro. Este cítrico es un potente blanqueador de la piel, la exfolia ayudando a conseguir un tono más uniforme.

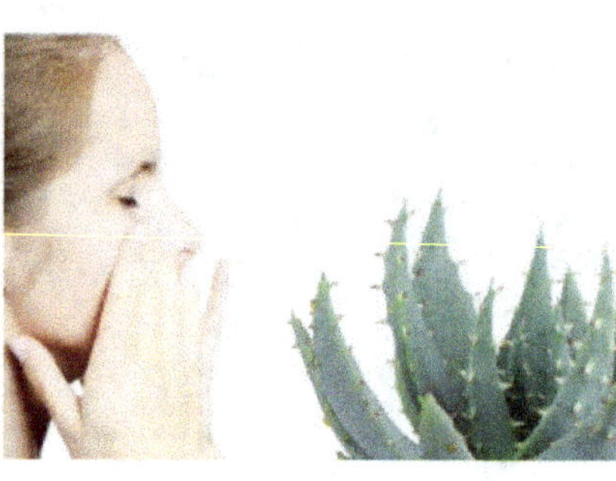

Ingredientes:

- 1 hoja de aloe vera o sábila
- 1/2 limón.

Instrucciones:

Lava y corta la hoja de sábila para extraer el gel de la planta.

Si no tienes la planta, puedes comprar el gel de aloe vera, pero procura que sea lo más natural posible.

Extrae el jugo del medio limón y retira la pulpa colándolo.

Agrega los dos ingredientes en un recipiente o bol limpio y suficientemente grande.

Usa uno que sea con tapa si vas a hacer suficiente cantidad para hacer más de una mascarilla, aunque tendrás que guardarla en la nevera y gastarla a lo largo de pocos días.

Remueve bien los ingredientes hasta conseguir que queden bien integrados.

Limpia bien tu cara, retirando restos de maquillaje y otras cremas, y con los dedos o un pincel aplica esta mezcla en las zonas manchadas del rostro.

Deja que haga efecto por un mínimo de 20 minutos y un máximo 30 minutos.

Procura que no te dé el sol durante este tiempo, pues el ácido cítrico con los rayos solares se activa más y puede producirte más manchas.

Retira la mascarilla con abundante agua tibia hasta que no queden restos y verás que, si la aplicas todos los días una vez, en poco tiempo notarás resultados y, de hecho, las más oscuras se empezarán a reducir notablemente desde las primeras aplicaciones.

Mascarilla de Yogur y Pepino:

Estos dos alimentos naturales y fáciles de conseguir son perfectos para combatir diversos problemas de la dermis como el acné, las espinillas, las arrugas marcadas, el exceso de sebo, reducir las manchas y aclarar la dermis.

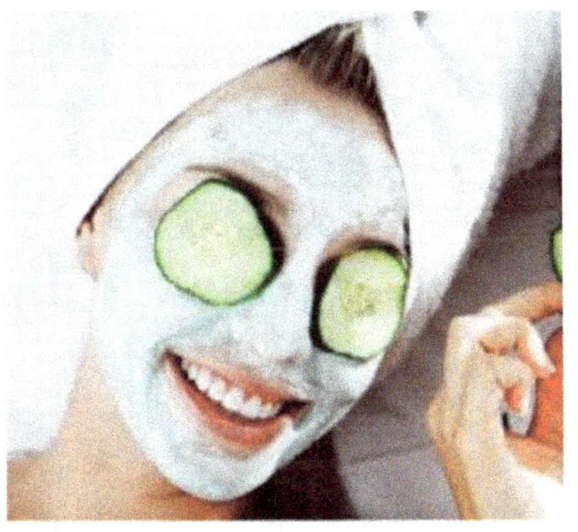

Entre las propiedades del pepino para la piel encontramos que su composición del 97% de agua y la gran cantidad de vitamina E que contiene nos ayudan a hidratar en profundidad, calmar, reparar y nutrir aportando gran vitalidad a nuestra piel.

Ingredientes:

- 1/2 pepino
- 3 cucharadas de yogur natural (sin azúcar)

Instrucciones:

Corta el pepino en rodajas finas, lícualo y en un recipiente hondo añade el yogur y el pepino licuado.

Mezcla con un tenedor o cuchara hasta que

quede una pasta uniforme o bien ayúdate con la licuadora.

Limpia tu cara con agua abundante y sécala con suaves toques con una toalla limpia.

Con la dermis limpia y sin maquillaje, aplica con tus dedos o con un pincel facial la mascarilla en tu rostro, insistiendo en las zonas que tengas más acné o en la zona T que suele ser la que más grasa e impurezas acumula.

Deja que la mezcla actúe durante, al menos, 20 minutos pero no dejes que pase más de 1 hora.

Retira con agua tibia abundante toda la mezcla y seca con una toalla limpia y suaves toques todo tu rostro.

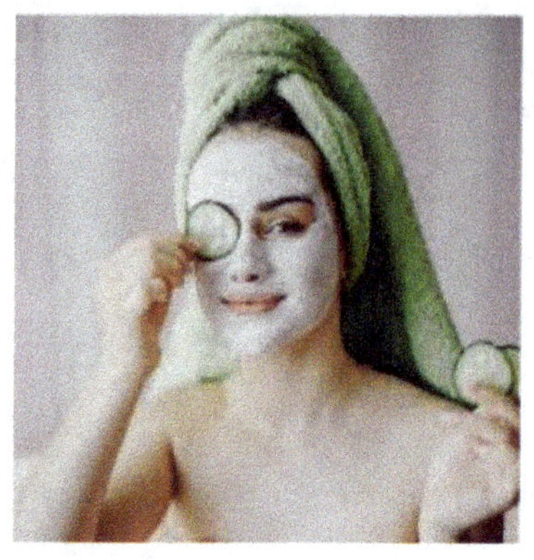

Puedes hacer esta mascarilla entre 2 y 3 veces a la semana mientras presentes problemas de sebo en la piel, pero una vez consigas que se regulen estas condiciones podrás usar esta mascarilla 1 vez a la semana o cada 2 semanas para mantener la dermis en buenas condiciones.

Estas son solo algunas ideas para empezar. Siéntete libre de experimentar con diferentes ingredientes y ajustar las recetas según tus preferencias y necesidades específicas de la piel.

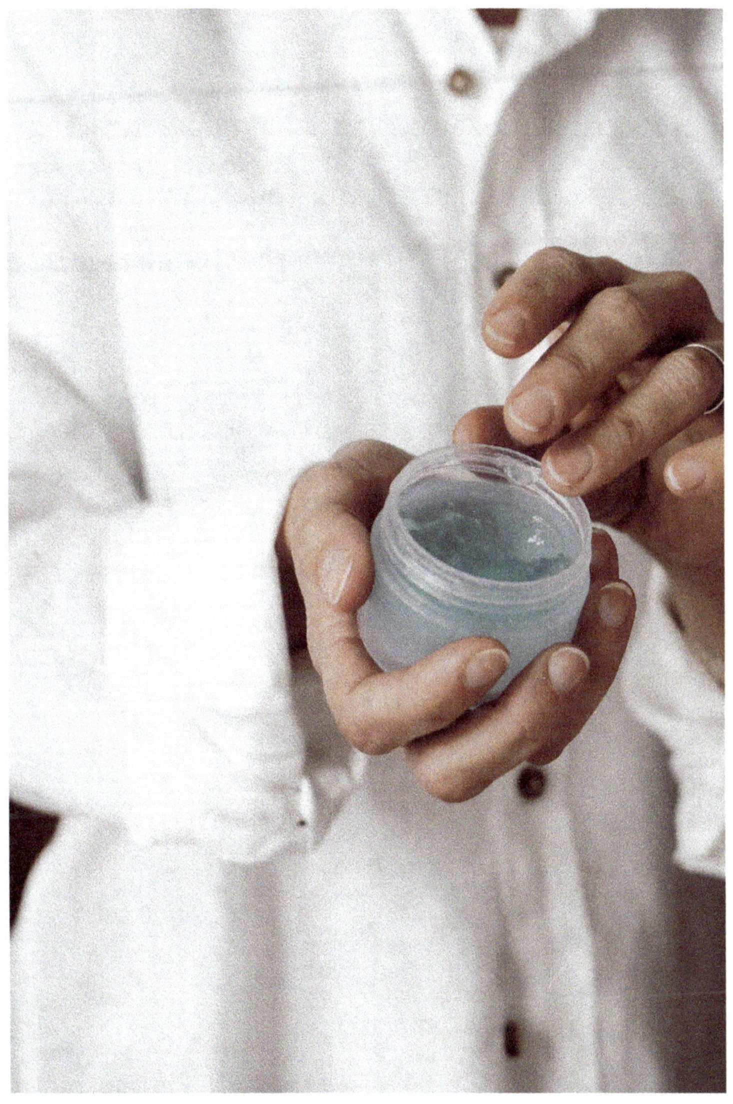

Recuerda realizar una prueba de parche antes de aplicar cualquier mascarilla nueva en toda la cara para asegurarte de que no haya reacciones alérgicas.

¡Disfruta de tu spa casero y los beneficios del cuidado de la piel natural!

CAPÍTULO 4: CUIDADO DE LA PIEL Y RUTINA DE BELLEZA NATURAL

Desde la limpieza hasta la hidratación y la protección solar, aprenderás cómo crear una rutina completa utilizando ingredientes naturales y respetuosos con tu piel.

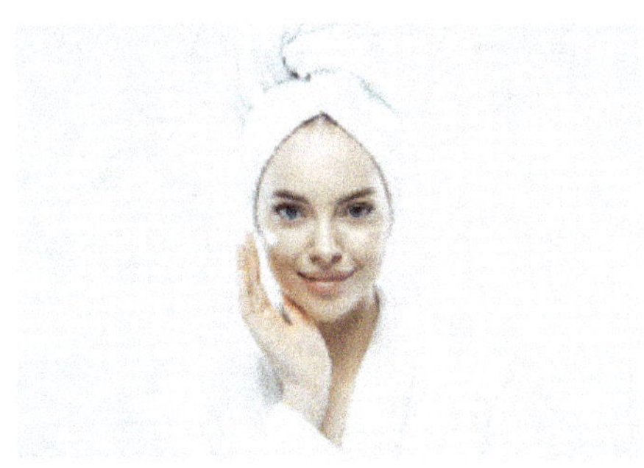

54

Limpieza Facial Natural:

Utiliza ingredientes naturales como aceite de coco, miel o aloe vera para limpiar tu rostro suavemente, eliminando el maquillaje, la suciedad y el exceso de grasa sin resecar la piel.

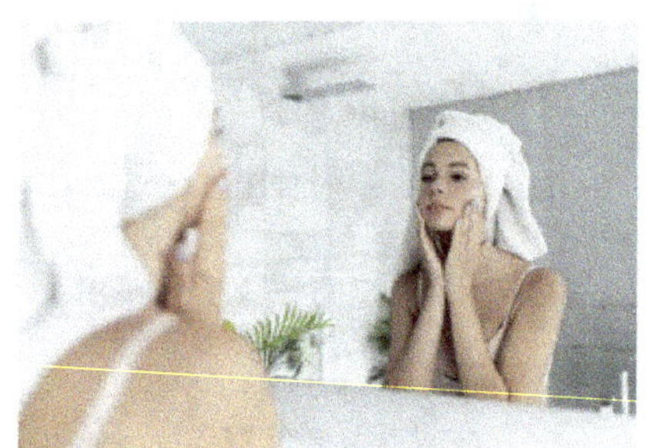

Exfoliación Suave:

Realiza exfoliaciones suaves una o dos veces por semana utilizando ingredientes como azúcar, café molido o harina de avena mezclados con aceites naturales como aceite de oliva o almendra.

Hidratación Profunda:

Aplica aceites naturales como aceite de jojoba, rosa mosqueta o argán para hidratar y nutrir la piel.

También puedes usar cremas hidratantes caseras a base de ingredientes como manteca de karité, aceite de coco y aceites esenciales.

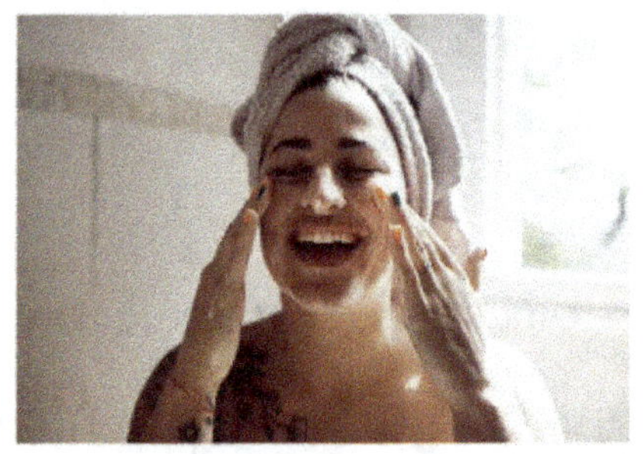

Mascarillas Faciales Semanales:

Incorpora mascarillas faciales naturales en tu rutina semanal para tratar problemas específicos de la piel y mantenerla saludable y radiante.

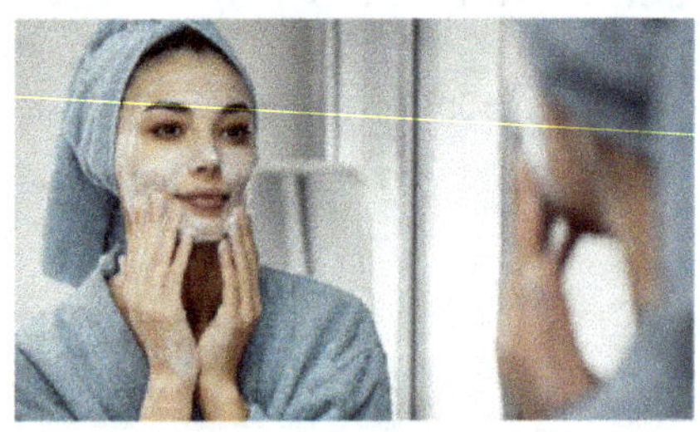

Protección Solar Natural:

Utiliza protector solar natural hecho con ingredientes como óxido de zinc, aceite de coco y manteca de karité para proteger tu piel de los dañinos rayos UV sin productos químicos nocivos.

Descanso y Hábitos Saludables:

Recuerda que el descanso adecuado, una dieta equilibrada y el ejercicio regular también son fundamentales para una piel saludable y radiante.

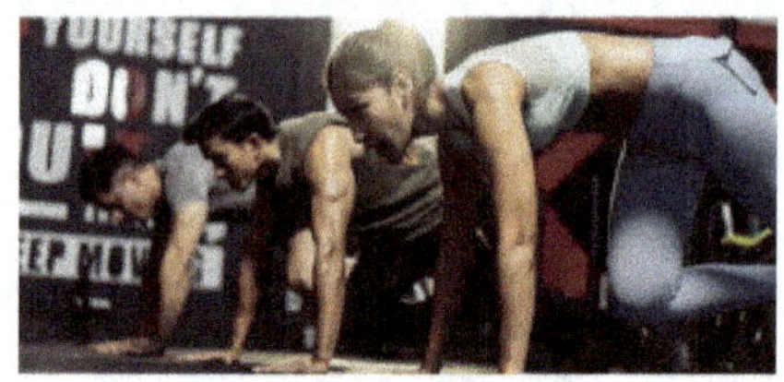

Al seguir una rutina de cuidado de la piel natural y adoptar hábitos de vida saludables, puedes mejorar significativamente la salud y apariencia de tu piel de manera natural y sostenible.

¡Disfruta del proceso y de los beneficios de una piel radiante y saludable!

CAPÍTULO 5: PREGUNTAS FRECUENTES Y CONSEJOS ADICIONALES

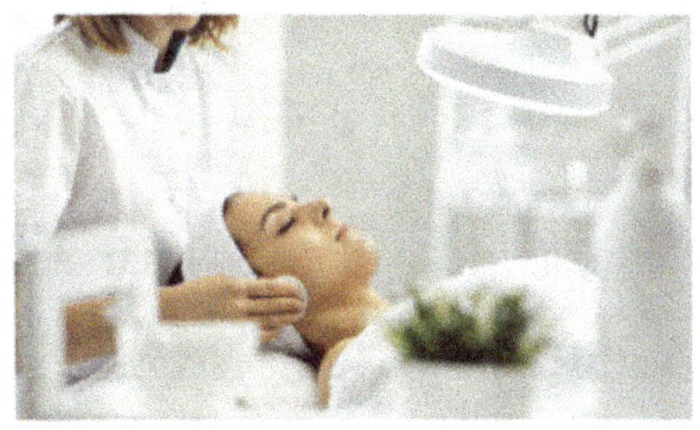

En este capítulo, abordaremos algunas preguntas frecuentes sobre el uso de mascarillas faciales naturales y ofreceremos consejos adicionales para maximizar sus beneficios y evitar problemas comunes.

¿Con qué frecuencia debo usar mascarillas faciales naturales?

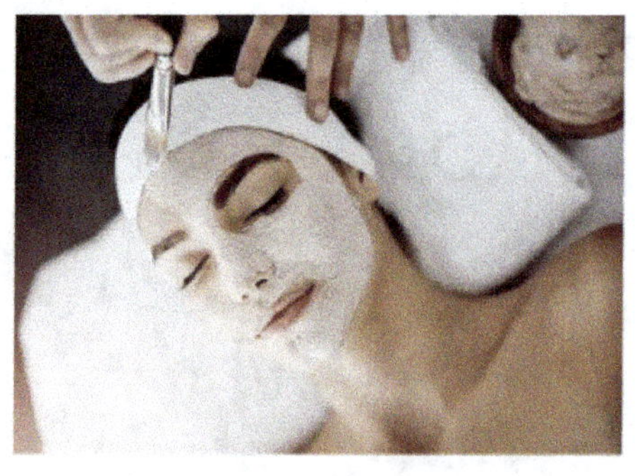

La frecuencia ideal puede variar según tu tipo de piel y las necesidades específicas de tu piel. Sin embargo, en general, se recomienda usar una mascarilla facial una o dos veces por semana para mantener la piel equilibrada y saludable.

¿Cómo puedo almacenar las mascarillas faciales caseras?

Es mejor preparar las mascarillas faciales caseras justo antes de usarlas para aprovechar al máximo sus beneficios.

Si necesitas almacenarlas, guárdalas en un recipiente hermético en el refrigerador por no más de una semana.

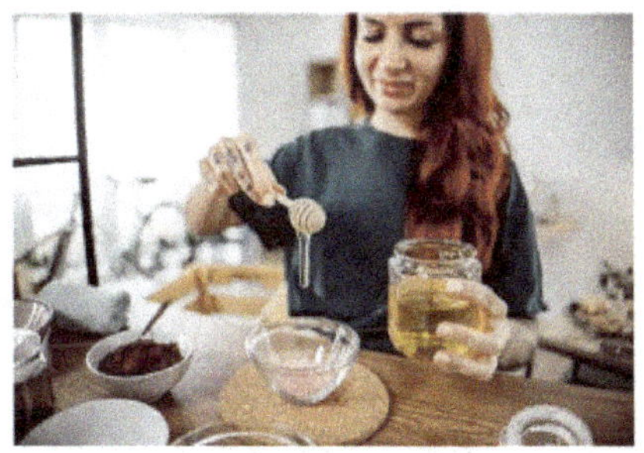

¿Qué debo hacer si experimento irritación o reacciones alérgicas?

Si experimentas irritación o reacciones alérgicas después de usar una mascarilla facial, enjuaga inmediatamente con agua tibia y deja de usar el producto.

Realiza una prueba de parche antes de aplicar cualquier mascarilla nueva en toda la cara para detectar posibles sensibilidades.

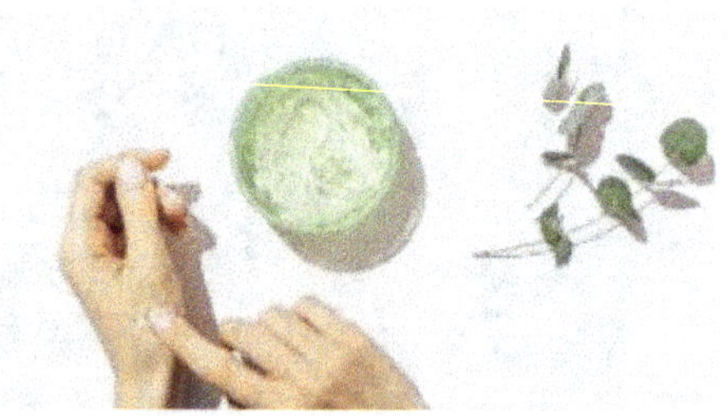

¿Puedo combinar diferentes ingredientes en una misma mascarilla facial?

¡Por supuesto! La combinación de diferentes ingredientes naturales puede potenciar los beneficios de una mascarilla facial.

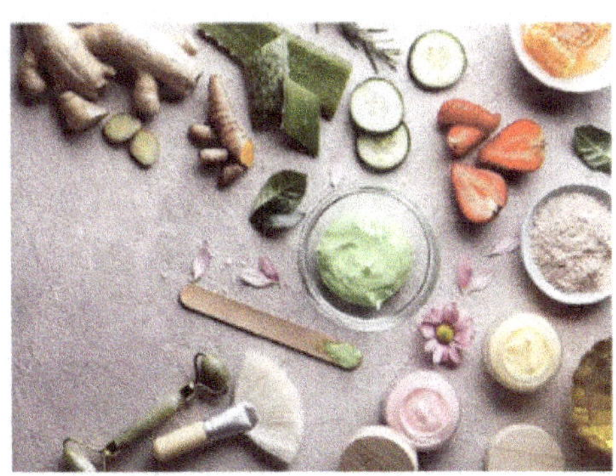

Siempre que los ingredientes sean compatibles y no tengas ninguna sensibilidad conocida, no dudes en experimentar con diferentes combinaciones.

Consejos adicionales para el cuidado de la piel:

- Bebe mucha agua para mantener tu piel hidratada desde dentro hacia afuera.

- Evita frotar o estirar la piel demasiado, especialmente al aplicar productos.

- Utiliza una dieta equilibrada rica en frutas, verduras y ácidos grasos omega-3 para promover una piel saludable desde dentro.

- No te olvides de proteger tu piel del sol usando protector solar natural y evitando la exposición excesiva al sol.

Siguiendo estos consejos y prestando atención a las necesidades individuales de tu piel, puedes disfrutar de los beneficios del cuidado de la piel natural y lucir una piel radiante y saludable a

largo plazo.

CONCLUSIONES

En este libro, hemos explorado el apasionante mundo de las mascarillas faciales con productos naturales para el cuidado de la piel.

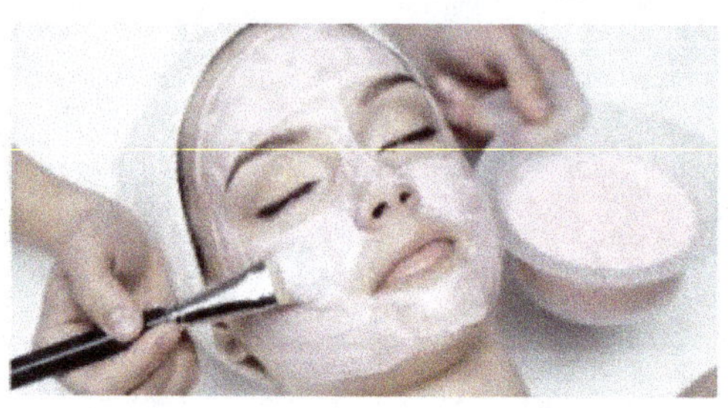

Desde los beneficios de optar por lo natural hasta las recetas detalladas y los consejos prácticos, hemos descubierto cómo puedes transformar tu rutina de cuidado de la piel utilizando ingredientes simples y efectivos que la naturaleza tiene para ofrecer.

A lo largo de estas páginas, hemos aprendido que las mascarillas faciales naturales ofrecen una alternativa saludable, segura y efectiva a los productos comerciales cargados de químicos, hemos descubierto cómo cada uno de ellos ofrece beneficios únicos para la piel.

Además, hemos aprendido cómo personalizar las mascarillas faciales para abordar las necesidades específicas de nuestra piel, ya sea sequedad, grasa, sensibilidad o problemas como el acné.

Al adoptar una rutina de cuidado de la piel natural, no solo estamos beneficiando nuestra piel, sino también el medio ambiente al reducir nuestra huella de carbono y minimizar el uso de productos químicos nocivos.

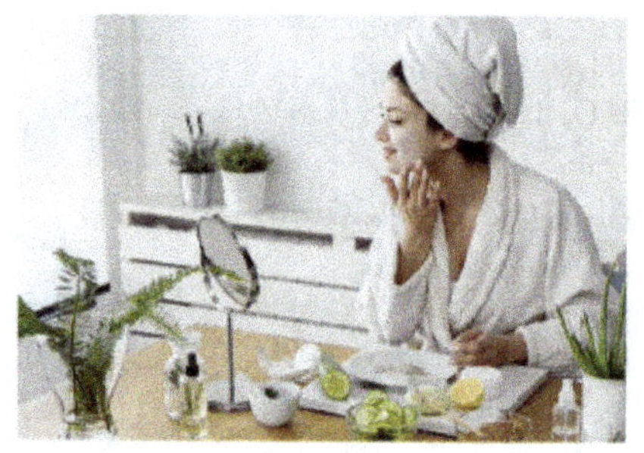

Además, esta conexión con la naturaleza nos brinda una sensación de armonía y bienestar que trasciende los beneficios físicos.

Desde los ingredientes básicos hasta las recetas más elaboradas, hemos analizado en profundidad los beneficios y el potencial que estas mascarillas ofrecen para el cuidado de la piel.

A través de esta investigación, hemos llegado a varias conclusiones importantes:

La eficacia de los ingredientes naturales:

Hemos observado que los ingredientes naturales utilizados en las mascarillas faciales, como la miel, el aguacate, el aloe vera y muchos otros, ofrecen beneficios reales para la piel.

Su capacidad para hidratar, nutrir y revitalizar la piel ha sido respaldada por numerosos estudios científicos y la experiencia de usuarios en todo el mundo.

La importancia de la personalización:

Cada tipo de piel es único, y lo que funciona para una persona puede no ser adecuado para otra. Por lo tanto, es crucial experimentar con diferentes ingredientes y recetas para encontrar la combinación perfecta que se adapte a las necesidades individuales de cada persona.

La flexibilidad y la capacidad de adaptación son elementos clave en el cuidado de la piel con mascarillas faciales naturales.

El valor de lo natural:

En un mundo saturado de productos químicos y sintéticos, la tendencia hacia lo natural está en aumento.

Las mascarillas faciales elaboradas con ingredientes naturales ofrecen una alternativa saludable y sostenible para el cuidado de la piel.

Su capacidad para proporcionar resultados efectivos sin comprometer la salud de la piel ni el medio ambiente es un aspecto fundamental a tener en cuenta.

Las mascarillas faciales con productos naturales ofrecen una poderosa herramienta para el cuidado de la piel, proporcionando beneficios tangibles y duraderos para quienes las utilizan.

Al adoptar un enfoque consciente y personalizado, podemos aprovechar al máximo el potencial de estos ingredientes naturales para mejorar nuestra piel y nuestra calidad de vida en general.

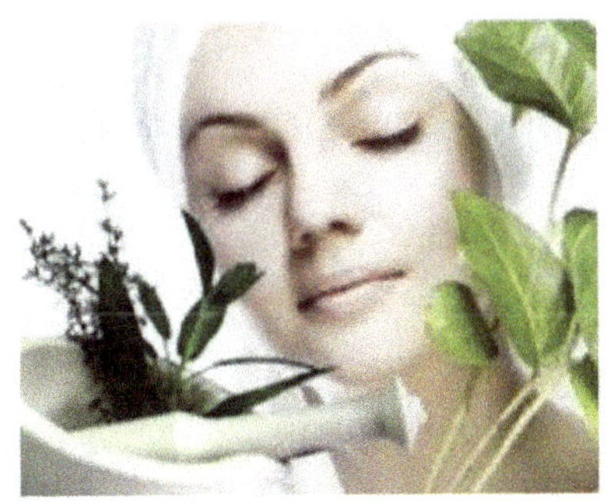

Recuerda que el cuidado de la piel es un proceso continuo que requiere paciencia y consistencia.

Experimenta con diferentes recetas, encuentra lo que funciona mejor para ti y disfruta del proceso de mimar tu piel de manera natural.

Con todo lo aprendido en este libro, espero que te sientas inspirado/a para comenzar o mejorar tu viaje hacia una piel más radiante, saludable y feliz con la ayuda de los productos naturales.

¡Que tu piel brille con la belleza que solo la naturaleza puede proporcionar!

SUGERENCIAS

Queridos lectores,

¡Es un honor invitarlos a descubrir mis libros!

Cada obra ha sido creada con amor y dedicación, con la esperanza de brindarles momentos inolvidables de lectura y de conocimiento para mejorar nuestra calidad de vida.

Agradezco profundamente su interés y estaré siempre atenta a cualquier opinión o sugerencia que reciba de su parte, a través de valoraciones o comentarios que me quieran hacer llegar.

¡Que cada página sea el inicio de una experiencia inolvidable!

Con gratitud y buenos deseos,

Al Sánchez

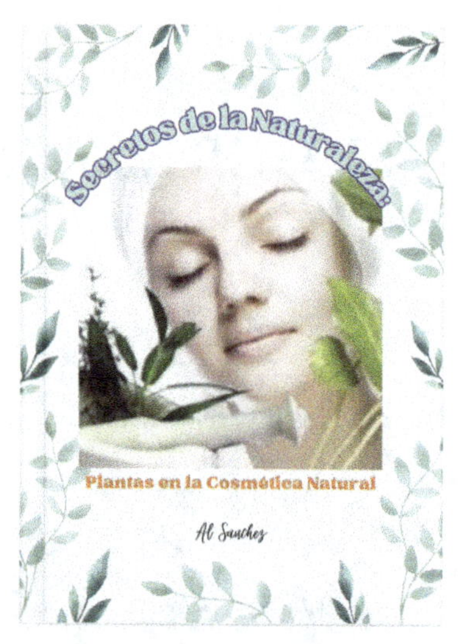
Secretos de la Naturaleza:
Plantas en la Cosmética Natural
Al Sanchez

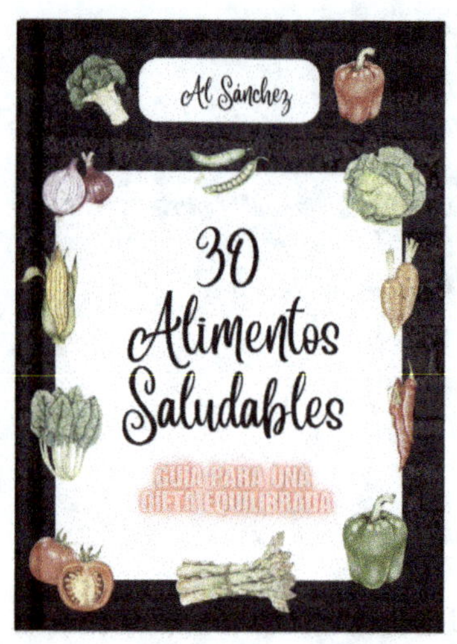
Al Sánchez
30
Alimentos
Saludables
GUIA PARA UNA
DIETA EQUILIBRADA

SECRETOS PARA UNA PIEL RADIANTE: MASCARILLAS FACIALES CASERAS

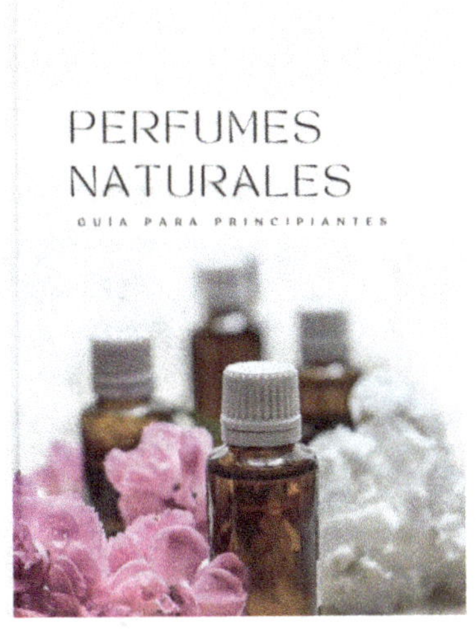

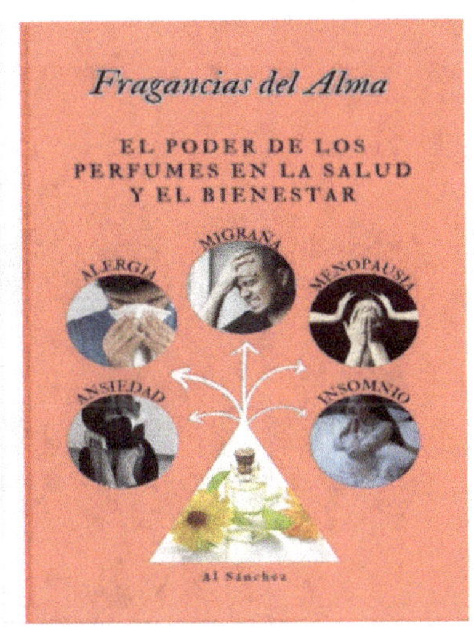

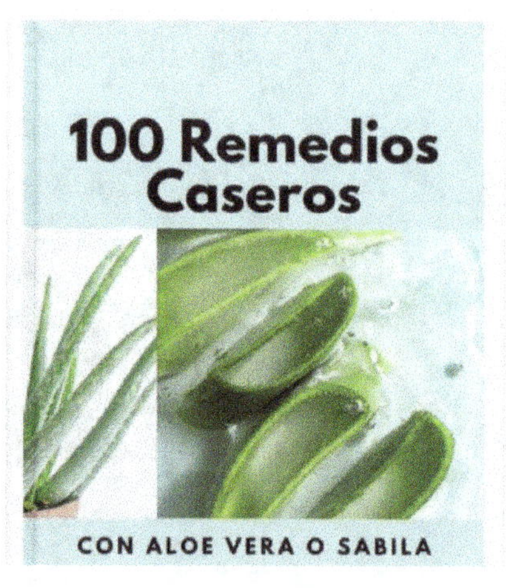

100 Remedios Caseros
CON ALOE VERA O SABILA

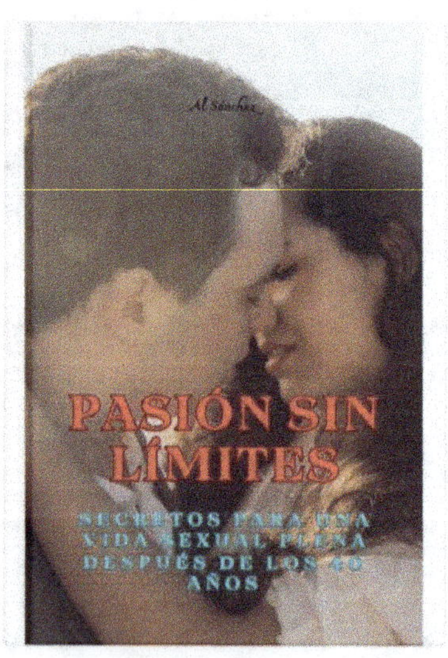

Al Sánchez
PASIÓN SIN LÍMITES
SECRETOS PARA UNA
VIDA SEXUAL PLENA
DESPUÉS DE LOS 40
AÑOS

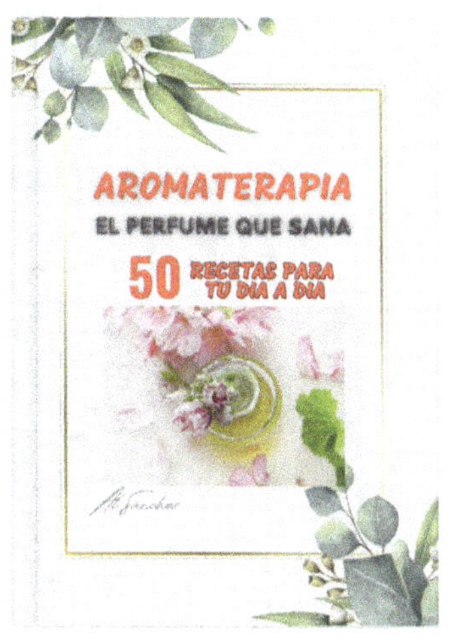

AROMATERAPIA
EL PERFUME QUE SANA
50 RECETAS PARA TU DÍA A DÍA

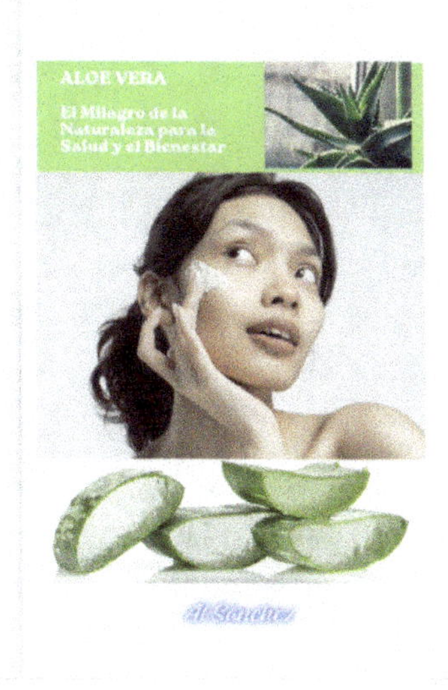

ALOE VERA
El Milagro de la
Naturaleza para la
Salud y el Bienestar

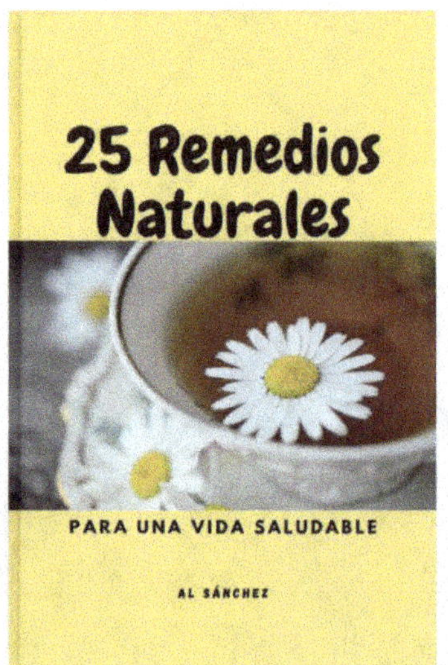

25 Remedios Naturales
PARA UNA VIDA SALUDABLE
AL SÁNCHEZ

NOTA DEL AUTOR

¡Bienvenidos a mi mundo aromático y natural!

Soy una apasionada de la naturaleza, los productos naturales y los encantadores aromas que nos regala. En mi viaje personal hacia un estilo de vida más consciente y saludable, descubrí el poder transformador de los ingredientes naturales y la magia que encierran.

En mis libros, comparto mi amor por la naturaleza, porque creo firmemente en su poder para nutrirnos tanto física como emocionalmente. También escribo sobre temas relacionados con la salud y el bienestar en general, dedicando especial atención al campo del desarrollo personal y la psicología positiva, explorando cómo los aspectos físicos, emocionales y ambientales influyen en nuestra calidad de vida y siempre con el compromiso y el objetivo de brindar a las personas las herramientas necesarias para alcanzar una vida plena y satisfactoria

Espero que en este libro encuentres la inspiración y la motivación necesarias para empezar tu propio camino hacia el bienestar y la belleza natural.

¡Gracias por acompañarme en este viaje hacia el bienestar integral y a descubrir juntos el poder sanador de la naturaleza en tu vida!

Un saludo,

Al Sánchez

SECRETOS PARA UNA PIEL RADIANTE: MASCARILLAS FACIALES CASERAS